AF236031

II

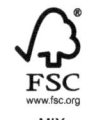

OBERSCHENKEL-ARSCHANSATZ

Impressum

Autor: Alexander Draws
Birkenallee 130
16767 Leegebruch
Umschlaggestalltung unter Verwendung
eines Fotos von Alexander Draws
E-Mail: a.draws75@gmail.com

Biblografische Information der Deutschen Nati-
onalbibliothek:Die Deutsche Nationalbibliothek
verzeichnet diese Publikation in der Deutschen
Nationalbibliografie; detailierte bibliografische
Datensind im Internet über dnb.dnb.de abruf-
bar.

© 2021 Alexander Draws

Herstellung und Verlag:
BoD – Books on Demand, Norderstedt

ISBN: 9 783753 421049

9 783753 421049

VIII

Vorwort

Mein zweites Buch ist auch wieder im Dialekt geschrieben. Und demzufolge auch genauso gelesen. Oder anders gesagt, ich schreibe so wie ich spreche. Ich hoffe auf Verständnis und wünsche viel Vergnügen. Diagnose MS ist nicht das Ende der Welt. Ich gebe hier nur meine eigenen Erlebnisse wieder. Dieses Buch ist kein Ratgeber, es ist mein Kampf gegen Schmerzen, Unwohlsein, Fettleibigkeit und den Schweinehund.

Tjo, wo hab ick ufjehört Euch ufm Sack zu jehn?

Ach ja, bei dit Thema Low Carb. Et is sooooo geil, Wahnsinn was da alles purzelt an Kilos und dit janze noch schonend.

Ick sag ma nen Kilo pro Monat is doch voll aus-reichend, oder !?

So hat der Jo.Jo. nicht wirklich ne Chance.

Aber nun jut, zurück zum eigentlichen Thema, wir schreiben jetzt das Jahr 2020, ja jenau dit verfickte Coronajahr, juhu. Da versucht man sein Leben um 180° zu drehen und es dann so beizubehalten, wat passiert ? Da kommt denn wat aus China. Jut ick bin keen Schwarzmaler und sage, wuuuuhuuu, kann so schlimm nich sein, kommt schließlich aus China, dit hält eh nur von früh bis mittach.

Ja und RKI (die hatten vor 2020 meinen größten Respekt) sagt ooch, ah ja wenn dit warm wird is eh erle-digt der Fall, die Viren vertragen keine Hitze.

Und woher kam der Dreck nun ???

Jetzt is Oktober 2020 und es wird alles immer …komischer. Noch im März machte ich selber damit Scherze, ja huuu, dit wird alles wie bei Walking Dead, fuck muss ich mir den Kram doch mal ankiecken, damit ich lerne. Hahahahhaha

Mit der Weile bin ick mir da gar nich mehr so sicher, ich vergleich dit jetz eher mit Resident Evil.

Aber ok, jetzt aber wirklich zum Thema MS und wat macht man nu draus ?

Während der Reha in 2019 wurde schon klar, meinen alten heißgeliebten Job im Wald kann ick knicken.

Ick solle doch mal überlegen int Büro zu gehen.

What ????

Icke int Büro ?

Da tu ick ja verweichlichen, hab ick denn nen Händedruck …..tjo wie in Palmoliv gebadet, so richtig schön zart, so anders eben .

Neeee !

Oder doch ? Hin und her gerissen war ick, aber wie nun weiter, verkorkst is dit nu allet eh schon

.

Noch während der Reha 2019 wurde ein Antrag auf betriebliche Rehabilitation gestellt.

Kurz so dass dit ooch jeder versteht, damit is jemeint, ne Umschulung uf what ever.

Dauert max. sechs Wochen bis da ne Entscheidung passiert.

Ähm ne Entscheidung zu wat ?

Ob ick ne Umschulung jenehmigt bekomme vom Rententräger oder ob es gleich in Rente jeht.

Nee garantiert nich in Rente, könnta abhaken, is nich, bin doch nich bescheuert, no, never,

könnt ihr komplett abhaken.

Nur mal so zum am Rande bemerkt, Rente is für mich, jammelnd im Jarten sitzend (an ne schön jekühlte Pilssuppe nuckeln, weil nen Süppchen passt immer, sagt mein Nachläufer) und die Bienen beobachten oder im Süden, so in Spanien oder Portugal meine Rente chillig verbraten. Bis der

Sensenmann kommt und ich ihm vorher noch schön den Mittelfinger zeigen kann, so mit etwa 75 oder 77 Jahren.

Aber doch bitte nicht mit Anfang 40.

Erwerbsunfähigkeitsrente, ja nee is klar und denn noch satte zwei 450 € Jobs (offizell geht nur eener) plus Flaschen sammeln an den Hacken haben, um im Endeffekt dann mehr Stunden auf der Uhr zu haben als zu besten Zeiten im alten Job.

Nö ! Keene Rente.

So ick nu wieder zu Hause und am Warten, vier Wochen, nüscht, sechs Wochen, nüscht.

Acht Wochen ? Ooch Nüscht.

Hm dit Krankengeld geht langsam mal zu Ende.

Ick nu schon kurz vorm Durchglühen, wuhh-sahh, dit mit dem Durchglühen sollte noch viel, viel besser werden .

Ick also da anjerufen beim Rententräger, vielleicht is ja was nich ok oder so, hatte ick ja noch nie solch eine Sittuation.

Ja ja, 1 Stunde hab ich klingeln lassen ......nix...
null Reaktion, ja na spinn ick, nächste Nummer,
och wieder ne Stunde, mein Weibchen hat mir
schon anjekieckt als wäre ick zu doof da anzu-
rufen und jedet Mal wenn de dachtest, jetzt jeht
einer ran, ...am Arsch, biste aus der Leitung ge-
kickt worden.

Da war ick denn aber so richtig sackig, is klar
wa !?

Aber dann, eine echte Stimme dran, yes.

Ick mir höflich vorjestellt, alles anjesagt was se
wissen wollten .....und sie kannten den Vorjang
erstmal jar nich.

Ick immer noch freundlich und habe erzählt und
erzählt und dann urplötzlich, Mo mentchen mal,
dass kommt mir bekannt vor, so die Stimme am
anderen Ende.

Ja jetzt, das habe ich sogar selber genehmigt .

Ick daruf: Na dit is ja schön und wo is et und
wie jeht dit nu weiter ?

Tja fatale Sache, die Rententräger stellen im Zeitalter von PC & Co. Tatsächlich auf elekronische Akten um .

Janz ehrlich mal, wenn ick nicht jewußt hätte, da kann keene versteckte Kamera sein bei mir zu Hause, ja also dann hätte ick die spätestens jetzt jesucht.

Ja und heißt jetzt wat ?

Ja ähm, das liegt noch hier, ich schick es umgehend raus und es wird sich auch umgehend um mich gekümmert.

Ja ok, bin ja keen Unmensch, habe natürlich brav danke jesagt und uffjelegt.

Hätte ick vorher jewußt, was da noch alles so kommt, wäre ick zu dem Zeitpunkt schon explodiert, aber sowat von.

Dann innerhalb der nächsten Wochen durfte ich bei dem von Allen überaus geliebten Arbeitsamt, upala heißt ja jetzt Agentur für Arbeit vorsprechen.

Krankengeld am Ende, also arbeitssuchend melden.

Tja und janze 2 x war ich dort schon mal für sehr kurze Zeit zu Gast. Janz janz viel früher, irgendwann. So für max. 14 Tage.

Ick war überwältigt, ja wirklich wahr, so unglaublich viel Freundlichkeit und Hilfbereitschaft, kannte ick von den Typen dort jar nich.

Wie ick später erfahren durfte, ja keen Wunder, da so Typen wie icke da quasi durchlaufende Posten sind, da sich eigentlich jemand Anderes um mich kümmert, sind die da alle kacken freundlich.

Egal, wenig später dann ein Anruf.

14 tägige Arbeitserprobung, quasi abchecken zu wat ick noch zu jebrauchen bin.

Da war ick zur Abwechslung wirklich dankbar drüber, endlich mal eener der mir sagen kann

Topp oder Flopp, Schranke uff/zu oder Büro.

Fakt is ma eens, wenn man seit Jahrzenten nüscht mehr mit der Schule zu tun hatte, sein

Leben so lief wie et nun mal lief, so den Rechen-kram was man so brauchte in seinem Job, ok, aber dit andere ?!

Aua aua ha !

Aber jut zum Ende der 14 Tage dann, ja ok, sie werden Büromoe.

Die Dame vom Rententräger die zum Abschluß-gespräch dann auch vor Ort saß, wollte natürlich auch bezirrst werden.

Hey und wenn ick wat kann, denn dit. Dann geht sogar feinstes Hochdeutsch.

Ick hab ihr jesagt, et jefällt mir und ick wären denn bereit nen Klugscheißer zu werden, dit fand se irgendwie nich janz so lustig.

Kann ick jar nich vastehn, bin doch so´n Umjä-nglicher. ☺

Wie och immer, ick hab dit OK bekommen.

Ick nu voller Tatendrang, wann jeht dit los ??????

Ja na im März 20. Wie 2020 ?

Dit is ja noch nen halbet Jahr hin ?

Sie ham doch ALG1, läuft doch.

Pappe satt war ick, ick hin bei dit Arbei….

Bei die Agentur für Arbeit hin und nachjefragt: *tja für sie jibbit hier nüscht, dürfen se allet nich arbeiten.*

Ja denn jeh ick erstmal Fahrrad fahren, damit meene sportliche Motivation bzw. ooch meine Laune und meine Jesundheit nicht ne Biege machen.

Jahreswechsel 2019/2020 Jiiiiiihaaaaaa drei Monate noch dann, ja dann jeht dit endlich los.

Ick denn bis dahin alles wie jehabt weiter jemacht, jeden vefickten Morgen dehnen, mindestens ne ganze Stunde lang und raus, bei Wind und Wetter, raus uft Rad.(aber schön ufpassen, nich die Bommeln verfrieren lassen) Dann hieß et plötzlich und unerwartet für alle unfaßbar

SCHNEE im Anmarsch !!!

Yes Baby, ick noch schnell dit Bike rin jeholt, Fahrradreifen umschrauben, von 4,5 cm uf satte 7 cm Breite, wegens dem Grip und so.

Icke hibbelig wie die Sau, Vorfreude uf Schnee-spaß

Für´n Arsch, drei Flocken und dann nur noch Regen, tja dann wird eben rumgemoddert, sehr zum Leidwesen meines Weibchens.

Aber ey, wenn kleene Kinder spielen sind se je-sund.

Wo wa gerade bei jesund sind, alle ¼ Jahr darf ick zum MS Zentrum meines Vertrauens, dit Üb-liche, na dit hört sich ja doof an, als würde ick dit schon seit Jahren so haben .

Naja also dit Übliche, in nen Becher pinkeln, je-fühlte 3 Liter Blut abzapfen lassen und ungläu-bige Blicke von Leidensgenossen erfahren .

Da kamen auch schon ab und an mal Fragen, wozu denn der Helm sei, den ick dabei habe ?

Fällst du so oft auf die Schnauze oder warum brauchst nen Helm ?

Klingt jetzt evtl. dezent großkotzig.

Aber ick hab keene Böcke dass meen Kopp aussieht wie nen ufjeplatztet Sofakissen. Wenn ick mir lang machen sollte mit mein Bike.

Uff.......Stille !

Wie Bike ????

Die MS Schwestern denn immer, ja na der Herr D. kommt immer mit Fahrrad und der fährt.

Wieviel Kilometer sind es zZt. ??

Immernoch 150 die Woche ??

Jupp !

Wieder Stille.

Ich will hier nicht auf die Kacke hauen, was ich doch für´n Held bin.

Aber ick muß schon sagen, Mavenclad, so heißt dit Zeug wat ick mir einverleibt hab, sei dank.

Dank dass dit so is und nich anders.

Ja klar bin ick mir bewußt, ja et kann ooch noch janz anders kommen, zBs. dass ick keen Rad mehr fahren kann.

Weil widererwarten nen Schub kommt und die befickte MS zurück schlägt.

Ick greif ma kurz vor in 10/2020 Stand 200km wöchentlich, per Bike mit ohne E Unterstützung.

Hatte ich schon erwähnt, ick hasse E-Biker, aber die hassen mir ooch .

Wenn ick so ne Jehhilfe fahren würde und mich zieht eener mit nen Biobike ab, uijuijui, da wäre ick aber very angry ☺☺☺

So, wo war ick ??

Ah ja MS Zentrum, na klar gibt es immer wieder so Leute die scheinbar die bad Vipes jebucht haben .

,,Was is denn wenn du nicht mehr fahren kannst, weil deine Beine nicht mehr so wollen wie du ?

Was is denn dann, dann hat es sich ausgefahren ?!"

Da kann ick die Skeptiker immer beruhigen, dann jibbit nen Handbike und ick zieh weiter die E-Biker ab, wie immer ☺

24

Und ???

Wieder Stille !

Yes yes, der März is da .

Geile Scheiße geht los denn, hab mir schon ne Strecke rausjesucht wie ick da hin komme in die Schule, na klar mit Bike natürlich.

Een Auto mußten wa schon verkoofen, mit ALG 1 bleibt da nich mehr so viel hängen. Beede Autos hatten zur gleichen Zeit TÜV. Na klar und an beede war o wat zu schrauben, kennt jeder Oh Oh Oh dit wird teuer. Dann überlegste, Benziner weg oder doch den Diesel Trekker weg. Wat soll ick sagen, die Sparsamkeit sowie dit leichtere in und aussteigen für die ältere Fraktion(Ü80) hat jewonnen. Diesel is jebliebn.

In den ersten Tagen des Märzes 2020 hab ick noch alles einjereicht beim Rententräger wat et so jab, damit auch jar nüscht schief jeht und ick nich wieder so wat erlebe wie in 2019.

Direkt in einer DRV Filiale in der Nähe, alles gut alles Tutti (dachte ich), wurde mir so suggeriert.

Ende März kam näher, immer näher ab 23. März sollte es endlich los gehen…..

der RVL Rehavorbereitungslehrgang, da lernt man als alter Zausel wieder das Lernen.

Auch dafür war ick dankbar, man will ja schließlich nich abkacken !

Und da war er dann der Schlamassel, der IMPORT aus China .

Nix ging mehr, plötzlich von jetzt auf gleich alles ZU, es is dit passiert was sich hätte Niemand je erträumen lassen, im Leben nich.

Lockdown ab 23.03.2020

Fuck un nu ???

Die Leute im BFW (Berufsförderungswerk) nich doof.

Wir machen Homeoffice mit den Teilnehmern. Eilig wurden alle angerufen, nachgefragt wie man denn technisch ausgerüstet sei und ob man bereit wäre sich online unterrichten zu lassen ?

Ick konnt nur sagen ja verdammt, mir fällt die Decke uf den Kopp, klar mach ick da mit.

Wat uns nich umbringt, macht uns hart. (Wenn man bedenkt bis dato hat der PC imma für Internetshoppen, Youtube oder YouPorn upala Facebook und Majong wollte ick natürlich sagen völlig ausgereicht. Ja ok nen bissel Kleenkram über Ebay hat man o hinbekommen aber wat da denn kam, dit hat jeschult, meine Fresse.)

Also jesacht, jetan.

War echt spannend die erste Zeit, so in ,,Neuland,, (Neuland, dit hat irgendwann mal unsere allseits beliebte Bundeskanzlerin gesagt. Ick gloob 2013)

Da ham wa den Salat, man könnt ick kotzen, das eine Kacke. VC/VideoChat, is ne coole Sache, wenn denn dit befickte Internet nich ständig, aber mindestens drei mal am Tag abkackt .

Bezahlst wie´n Blöder für *,,alles aus einer Hand*" bei dem Anbieter deines Vertrauens und wat bekommste ?

Sehr fraglich, dit janze, aber Kohlen zum ma eben Wechseln sind och nich da .

Also nimmst dit hin und kochst vor Wut jeden verfickten Tag den es dauert.

Zur Abwechslung mal wat freundlichet, die Dozenten der Berufsschule gaben sich wirklich allergrößte Mühe uns dit alles beizubringen bzw. halfen uns Allen, den Teilnehmenden auch wieder unsere grauen Zellen in Gange zu bringen.

Jott hab ick nüscht mehr gewußt.

Is mir ja fast peinlich wa !?

Tja wie gesagt, die ersten Wochen war dit ganze noch auszuhalten, dann aber wurde es Routine. Wie schnell sich der Mensch doch an alles gewöhnt. Schlimm war dit.

Die Birne roocht, nebenher loofen Nachrichten und man bekommt ein Ding nach dem anderen übergebügelt und versteht die Welt nicht mehr.

Lieg ick vielleicht doch im Koma ?

Schön wär dit ja, dann wäre dit allet nur nen Alpträumchen.

Kann mir ma eena kneifen ?

Aua doch nich so doll man !

Fakt is, der janze Spaß jing fast bis zum 26.06.2020.

Ick gloob wir waren insgesamt zwee Wochen live in de Schule. Dit war natürlich nen Erlebnis, da wa uns bis dato nur übert Internet jesehen ham.

Na logisch, die Lehrer oder Dozenten waren in real World noch cooler drauf als so schon. Hey aber keen weiter sagen, ick hätte se *fast* alle knuddeln können aus Dankbarkeit.

Ja ab und an kann ick och ma mehr als nur in nett und so. (wer is nett ? jenau der kleene Bruder von Scheiße) Na jedenfalls sollte es dann ab 26. Juni weiter gehen im Text.

 Der Beginn der eigentlichen Umschulung, ick werde Büromoe oder genauer Verwaltungsfach-angestellter. So und wenn dit ma fertig is, denn müssta mir alle mit

SIE oder

Euer **EXZELENZ** anreden

Dit is dann so mit Schnittchen und Prosecco schlürfen und der Bürger bezahlt, hab ick mir schließlich mehr als vadient.

Upala ick lieg wohl doch noch im Koma, die feuchtesten Träume.

Wie o immer, et muss wat sin wo ick im schlechtesten Fall o mit nen Rollstuhl rin komme.

Ja jut man könnte ja sagen, et jibt o Chefs die dem Angestellten den Bagger oder den LKW umbauen, so damit der Bediener o samt Rollstuhl in die Karre kommt und dementsprechend Leistung bringen kann. Jeht bestimmt o ufm Hacker oder ne andere Waldmaschine. Aber machen wa uns ma nüscht vor, wir sind hier in Deutschland.

Hier wirste eher noch gefragt ob dir wat zu eng is oder ob de evtl. Drogen nimmst.

Dann wohl doch Büro.

Wenn ick dit selber so lese, es könnte der

Eindruck ufkommen, dass ick mir echt schwer damit tue int Büro zu jehn wa ?

Et is zwar irgendwie schon anjekomm aber so richtig doch no nich. Die Sache seh ick o, naja ick wees nich wie ick et beschreiben soll. Passt uf, in meinem alten Leben war dit so, man(n) hatte da so seine „Ego-Sachen" die da waren: zbs. PS vom LKW, 6x4, 6x6 Antrieb, 10m Kran oben, mit richtig Bums im Ärmel. Oder, jo man nen 500ter Volvo oder da hängen knappe 400 PS an der Kurbel vom Hacker, kannste denn deine Schwiegermutter vorbei bringen, die jeht denn in ne Nachtanlieferung (natürlich wurden die Konditionen über Daumen und Zeijefinger jeregelt, dann so in Bar und im Briefumschlach)

Tjo und nu ?

Beschießen wa uns jetzt jegenseitig mit Tacker-nadeln oder tauschen die Belegung der Tastatur aus ?? Oder sinnieren über dit Pet Rescue Level 4937, ob dit nich dit selbe is wie in 381 ?

Oder mein Stuhl is viel härter als der von Bärbel. (also dit Polster) Ick weiß et nich. So und wenn ick dazu noch überleg dit bis zur Rente zu tun, wo bleibt der Spaß ?

Da fällt mir gerade ne Frage von nen kleenen ehemaligen Kollegen von mir in, Tommy „The Harvester". Der meinte nachdem er erfuhr wat ick so an den Hacken hab.

Sach ma Hacki, können wa da nich ma den Schaltschrank uf machen und ne Pulle WD40 rin ballern ? Schrauben wieder zu dit Ding und zün-den neu ?! (fuck ick hab schon wieder wat in de Ooge, tränt)

Funktioniert doch beim Harvester ooch immer jut.

Nee Tommy funst bei mir leider nich so, sorry.

Scheiße man !

Jo.

Bisher war mein Leben immer so, wenn die Arbeit keinen Spaß macht, such wat Neuet. In dem Job is die Auswahl doch eher sehr begrenzt. Denk ick. Naja wie o immer, irgendwie muss et ja weiter jehn.

Zurück zur Umschulung, 2020 dit *Schicksals-jahr*, wir hatten genau zwei Wochen Schule. Ok man musste sich erstmal neu kennenlernen, et waren zwar altbekannte Gesichter mit dabei, noch vom RVL aber et kamen auch neue Jesich-ter dazu. Und dank Corona wurde natürlich die Klasse geteilt in zwee Gruppen, zwar warn beede Gruppen in der Schule aber in jeteilten Räumen und denn per Videoübertragung int Nachbarzimma.

Wat jelernt ham die wo dit Glück hatten, dat der Lehrer/Dozent live vor Ort anwesend war und nich die, wo nur die Leinwand unten war un der Dozent über´n Lautsprecher kam.   Grau-sam kann ick Euch sagen.

Der janze Dreck denn aber o so, die wo vorne jesessen ham, blutetten die Ohren und die hin-ten ham kaum wat verstanden.

SUPER SACHE DIT   !

Man darf o nich vajessen, da sitzen denn so Ty-pen   m/w   die   nen   echt   zerbrechliches

Nervenkostüm ham, für die is Stress tötlich und da übertreib ick wirklich nich.

Bei den MS-lern kann dit nen neuen Schub, ohne zu wissen wie sich dit äußert auslösen. Jut bei den Anderen kann ick nüscht sagen, die ham o alle ihr Päckchen zu tragen.

Logisch sonst wären se nich da. Ick sag immer, wir ham alle nen Ding am Latschen, der Eine mehr als der Andere aber wir schaffen Dit.

Aber wat mich zu dem Zeitpunkt verwunderte, wie der RVL lief ham se dit mit den Gruppen und der Beschulung übert Internet besser druf jehabt.

Ick nu wieder so wie ick bin, gleich ma nach-jefragt, ob sich die linke Haushälfte nich mit der rechten Haushälfte unterhalten würde (ui kommt mir gerade wie linke un rechte Hirnhälfte vor) und ick würde den Eindruck ham et wären zwee ver-schiedene Firmen am machen.

Jo, ick nu wieder mit meiner großen Fresse, ob ick dit einfach mal lernen werde ?

Draws halt doch einfach dein Maul und allet wird jut, lasse machen da hast de eh keene Ahnung von.

Ick hab et denn einfach jelassen. Judi, die ersten beeden Wochen waren um und et jab verordnette **FERIEN.**

Is keen Scheiß, war wirklich so.

Puhh, ham wa uns aber o vadient. Wie ihr ja wisst als ufmerksame Leser, ick bin uft Fahrrad jekommen in 2019, aus einer Notwendigkeit für meine Gesundheit is denn ne Leidenschaft ja sogar Sucht jewordn.

Mitlerweile fuhr ick nich mehr mein heiß jeliebtet kleenet 26 Zoll MTB der Marke CONWAY in der immer aktuellen Trendfarbe freundliches Schwarz, welches leider einen Haarriß im Steuerrohr erlitt und damit dann von mir geschieden is.

Nach nur 10.000km in nen knappet Jahr. (schnief)

War jut jebraucht der Renner, egal is futsch aus und vorbei. Habe denn nen 28er Fitnessbike ergattern können, dit fristete sein Leben als Staubfänger beim Nachbarn untern Schuppen.

Ick kann o freundlich, hab ihn denn danach jefracht und ?   Meins !

Da fällt mir noch wat in, ui ick muss noch nen isotonisches Sportgetränk raushauen, der Bezahlung wegen, aber ick hab ja schon wat jelernt in der Umbildung. Dit is nen Tauschhandel. Ick denke aber daran dit noch weiter nach hinten zu schiebn, uf wenn wa die Orgien uf den Sieg über Corona feiern, soll sich o richtig lohnen dit Janze denn .

So, da war es nun ein anderes Fortbewegungsdingens, ja man kann es schon erahnen, war denn doch nich janz so dit Meine dieser Renner. Zwar schöne große achtundzwanzig Zoll Laufräder aber der Rahmen hat mir einfach nicht gepasst. Wie wat Rahmen ? Ihr denkt jetzt vermutlich, da muss doch noch mehr jeschrottet sein bei dem Typen, päh Rahmen nicht gepasst.

Lächerlich !

Nee so lächerlich is dit jar nich.

Wie nu am Besten ?

Dit erklär ick ma so, nen Auto zbs. nen kleenet Ding aus Japan und nen andert aus Frankreich, beede eene Klasse, aber bei dem eenen passt dit Verhältnis von Fahrergröße zu Beinlänge und Armlänge und beim andern is dit einzige wat passt der **Preis,** sonst nüscht.

So in etwa is dit ooch mit nen Fahrrad. Oder noch anders, so Vergleich mit nen Mopped, erst bist de heiß uf den Hocker wie die Sau, machst Probesitzen hast schon feuchte Träume, machst ne Probefahrt, joar muss man sich halt dran ge-wöhnen und koofst dit Ding. Machst den Ersten richtigen Ausritt mit dem Schleifer und merkst dann erst,   fuck passt irgendwie nich, is zwar geil, passt aber nicht, fühlst dich nicht wohl. So jeht dit o mit nen Drahtesel. Hat also doch nix mit der MS zu tun. Jeht o nich unsterblichen so.

Tjo, hat nich jepasst dit Bike, war zwar schnell unterwegs mit dem Ding. Musste dann doch wieder weg, ebay Kleinanzeigen machte es möglich und zu Corona Zeiten gehen selbst steinalte Fahrräder weg wie geschnitten Brot. Wahnsinn !

Allerdings bekommste o keene anständigen Bikes mehr für dich selber und selbst bei den niegel nagel Neuen, direkt vom Bikedealer des Vertrauens, sollte man vorher mal durchklingeln und freundlichst nachfragen ob denn wat da wäre. Aber wat verdammte Axt ?   Wat nimmste, wieder nen Trekker, quasi nen SUV, ne Jeländesau mit schönste Noppenreifen, schön breit, damit die Waden weiter wachsen (da is er wieda, der Selbstverliebte).

Oder doch nen Straßenrenner ? Schwieriger Fall würde ick ma sagen, war nich einfach die Entscheidung. MTB ja jerne aber denn nen Trailbike, is für mich dit Ding ever. Aber für nen reinen Straßenrenner bin ick viel zu schwer und dann hat sich dit aber komplett geschissen mit ma inne Pilze fahren, frische Waldluft und so, nur noch Asphalt, na nee so bin ick nich.

Nen Schotterrad oder uf englisch nen Gravelbike wär ma ne Überlegung.

Jau, Internet anjekurbelt, Youtube scharf jemacht und Grave…..fupp gleich zig Seiten ufjefloppt.

Da ick Filmchen gucke ohne Ende und so empfinde ick dit jedenfalls, man in den Diy (do it yourself) Videos bessser lernt als ne Beschreibung zu lesen, is dit jenau meen Ding. Die Werbung im Heute is dank dem Internet und der ganzen Youtube-Stars eine saugeile Sache geworden.

Da lass ick mir o ab und an mal zu wat hinreißen. Dachte mir, mh ja is ne Überlegung wert so n Renner, anjepriesen als Alleskönner und Radreisen machen se o mit die Dinger. Najut, ick wohl eher nich. (ha, kam später noch anders)

Aber die Sache mit janz ohne gefederte Gabel war mir nich so janz jeheuer. Mein altes Hobbitbike war nen Hardtail (kommt von hartet Hinterteil) da hat man denn die Luft von den Reifen gelassen, wenn man int Jelände jejangen is. Vorne uf

2,5 Bar und Hinterkarre uf 1-2.5 Bar je nach dem wat für´n Reifen oben war. Aber mit so Spalttabletten uf Gravelbike ? Hm da hast doch garantiert so um die Fünfe druf(5Bar Luftdruck), minimum. Vorne wie hinten, man dit is ja denn hart wie nen Koffergriff der Bock ?

Na denn hilft nüscht, ne Probefahrt muss her. Ick erstma anjeruf´n bei meen Dealer des Vertrauens, ihm geklagt meen Leid und der sagt, her kommen aber zackig. Zweee hät er da. Ick hin da, wie nen jeölter Blitz.
Da stand ick nu, willst dir o nich outen, weil ähm Schaltung, Bremsen allet eene Suppe bei die Dinger.

Nüscht mehr mit Deore XT wo der Zeigefinger in die schweren und der Daumen in die leichten Gänge geschalten hat. Klack, klack, zack, zack. Da war denn nen Rennradlenker drauf, oben schmal (gerade Schulterbreit) im Untergriff etwas ausgestellt um mehr Gewalt offroad zu haben. Nen Radstand von 1.07m, also auf zackig gebaut. Pedalen ran und dann ging es auf zur Probefahrt. Bin denn erstmal mit dem Jang los jezottelt der da so drin war, umme Ecke und hab erstma ausprobiert wie dit nu allet funktioniert.

Ja war schon ne Erfahrung mit son Ding unterwegs zu sein. Schalten nur noch mit Zeigefinger hoch und Mittelfinger runter, Bremsung mit den gleichen Hebeln und o nur noch so bissel und dit reicht schon, jau ! War geil. Mein Conway hatte ne hydraulische Bremse, uf die ick stolz war wie Sau, aber als Felgenbremse und die war schon der Hammer. Aber dit Seilzug, Scheibenbremsding von dem Cube, kann man mal machen☺

Ick hab mir echt Zeit gelassen, so wie mir der Händler gesagt hat. Alles ausprobiert, jefahr´n und ja. Ick muss leider jesteh´n, is dit ne Erfahrung vom MTB zum Gravel und da war ick nur uf de Strasse und alter Verwalter, so paar Huppel uf der Strecke, da dachte ick noch, puh da haut et dir ja den Priem (Zahnblomben) aus de Backen.
Nach ner halben Stunde war ick wieder ran und ick hab einfach dit Grinsen nich mehr aus dit Jesichte jekricht.

Als alter Moutainbiker hab ick natürlich noch rumjemosert, war ja wohl klar. Also der Lenker muss höher und wat war noch ? Gloobe nüscht weiter.

Ja ick denn, nehm ick, muss nur noch mit meiner Regierung sprechen.
Reserviere Er mir den Renner bitte.

Ok sagte Er, bis Samstag abend. (es war Freitag am Vormittag 11.00 Uhr)
Ick denn ab bei Hause und Sie hat dit schon an meen Blick jesehn.

Jefällt ihm wat er gefahrn hat.

Ok, dann sin wa wohl um wie viel leichter ? Ick janz kleinlaut denn, nen Tausi (Oogen zwinker, lieb guck, klimper, klimper) ?!
Naja, sie hat sich sowat schon jedacht. Jekooft den Renner. Nun sollte eine neue Ära beginnen.

Dit janze Spektakel mit dit neue Bike war noch zu RVL Zeiten, waren dann noch knapp sechs Wochen bis zu den Ferien und bis dahin hab ick natürlich meinen Fahrriemen geschliffen, unter der Woche waren es 200km und am WE jab it denn noch mal so um die 100 oben druf.

Klar könnt man jetzt denke, der hat doch nen Schuß, fährt ja mehr als eener mit Auto. Janz einfachet Ding: Montag bis Freutag a 40km x 5 Tage = 200 km Straße + 100 km artgerechte Haltung am WE, d.h. ne schöne Mische aus Waldautobahn, Straße, Radwegen und ordinärer Waldweg aus Waldboden.

Ick war mit dem Ding fast überall wo ick mit dem MTB o war. Ja et jeht, is zwar nicht überall schön zu fahren aber im Großen und Ganzen kann man schon sagen, jau is die Eierlegende- wollmilchsau.

(Das is ne geile Nummer wa, wenn ick euch jetz erzähle seit wann ick so innig Fahrrad fahre. April 2019, davor mal inne Kneipe und nach Hause um den Lappen nich zu verlieren. Aber so dolle ufn Schuppen hauen. Jau sind o schon viele, viele Kilometer jefallen. Ja und trotzdem fehlt mir meine alte Crew, wie die Sau.(arbeitsmäßig) Schuldigung hab schon wieder Wasser in die Oogen)

Da ick nun komplett verfallen bin dem Vi- rus(uijuijui) des Radfahrens, lag dit schon fast uf der Hand als mein Weibchen gefragt hat wo wir denn hin wollen in der Coronazeit, se lassen uns ja wieder raus, bzw. rein nach McPomm.

Wir waren schon lang nich mehr an der Ostsee, mal raus kommen. Lass uns ne woche hoch fahren.

Ja war meine Antwort, aber mit dit Fahrrad, na die hat mir anjekieckt. Als ob Icke nen Ding am Helm hätte, dit hat se mir o jefragt.

Na sach, dit weeste doch Weib, ick hab MS, schon vajessen !? (is eigentlich jar nich so schlecht, ick schieb einfach alles uf MS, hätte sich ja o nen andern suchen können dit Miststück, PGH wa !? (nich dit Weibchen, **die MS natürlich**)

Frau Doktor sagte nur:(wat mein Nachläufer is, macht ne Lehre zum Notfallsanitäter) *Ick hab schon immer gewußt, der Papi hat nen Ding am Kopp.*

Ja hab ick, aber jetzt ham wa dit schwarz uf weiß.

Musste ick beeden erklären dass et mein voller Ernst wäre. Aber nicht sofort uf Rostock sondern erst uf Waren und von da aus denn uf Rostock. Dit janze aber nich uf dem direkten Weg, nee schön den Radweg Berlin–Koppenhagen lang, ab zu Hause den Einstieg in Oranienburg machen und dann immer lang hoch über Zehdenick, Ziegeleipark-Mildenberg, Bredereiche uf Fürstenberg/Havel da Pause und denn weiter uf Wesenberg, Mirow und schon bin ick in Waren.

So meene kühnsten Träume. An der Müritz denn anderthalb Tage verweilen und ab geht dit weiter uf Rostock, da denn den Rest der Woche abhängen und dit Leben genießen, Sonntag wieder zurück bei Hause.

Man hatte ick nen Ding am loofen. Planung war erstmal anjesagt. Muss man ma kiecken wie dit so is mit de Tourdaten bzw. Radwege und so weiter und sofort.

Alter Verwalter, wat die Landkartenindustrie an Kohlen haben wollte, is ja wohl Wucher. Man kann alles bekommen aber eben nich für nen schmalen Taler. Ende vom Lied war denn, ick hab mir quasi nen Roadbook selber jeschrieben und dit als PDF Datei uft Handy gelegt, als so Art Blätternavi. Stehen schließlich überall

Schilder, kann o ick lesen. Tja und ick so ne große Runde noch nie nich gedreht habe.

Ach Versuch macht kluch !

Die Abmachung mit meinem Weibchen war folgende.

Ick mit dit Bike hoch nach Waren, alle Pups lang ne Statusmeldung wo ick denn sei (natürlich o in der Familiengruppe, damit dit Kind o genaustens informiert is) und wenn ick in Fürstenberg/Havel bin fährt sie los mit dit Auto und checkt schon int Hotel in. Theoretisch hätten wa so in etwa mit ner Stunde Unterschied da inschlagen sollen. So der Plan.

Hätte hätte Fahrradkette

Über den Europaradweg ca. 7 ½ Stunden, mit geplanten Pausen 8 ½ mit ner Reisegeschwindigkeit von nem Trekkingbike, selber hatte ick damit   noch   keene   Erfahrung. Also dachte ick so naja mit dem *Reisebus* so wie ick den Renner nenne, wird et wohl nich länger als maximal 7 ¾ dauern, wenn ick nich bummeln tu, fahre schließlich nen 25 km/h Durchschnitt.

Ha ha   !

Dann war et soweit der Abend vor der Abreise noch schnell nacht Wetteramt jeguckt und mich kurz umentschlossen den kommenden Morgen statt um achte schon um sechse zu starten damit ick um zehne in Fürstenberg/Havel bin und noch vor der großen Mittagshitze den größten Schuh geschafft habe. Davon ma abjesehn konnt ick eh nich pennen, um viere war denn o die Nacht vorbei.

Frühstückchen mit gefühlt 12 Eier futtern, nen Käff dazu und nochma ufn Thron gehen (ick find dit doof nen Ei in den Wald zu legen), den Trinkrucksack uffüllen mit satten 3 Liter „Leitungsheimer-Bleirohrsekt", sämtliche frisch ufjeladenen Lampen ant Rad jesteckt und endlich Abfahrt. Die Tour hatte sojar nen Namen:

Waren Sie schon mal in Waren ?
Ja aber noch nie uf nen Fahrrad.

Punkt 6.00 Uhr war Abfahrt. Und et lief schon ma jar nich sooo schlecht, nach durchgehend und genau vier Stunden war ick in Fürstenberg /Havel. Da war ick schon nen bissel stolz wa !? Habe auch immer brav nen Status geteilt, per Whatsapp, damit o ja wirklich jeder sieht wat ick für nen großen Platten habe.(selbstverliebt, da war es wieder) Habe eine schöne lange Pause im Halbschatten gemacht, schön mit Gummibärchensaft und Süßkram, weil Kraft kommt von Kraftstoff, habe ganz nebenbei noch meine durchgesüften Klamotten getrocknet und einfach nur gechillt.

Hatte ich schon erwähnt, die ersten 100 km waren dort bereits gefallen, eigentlich sollten es laut Planung nur 180 km Gesamtstrecke sein.

JA sollten !!!

Im Winter soll ooch Schnee liegen.

So jenuch Pause, weiter jeht im Text, weiter uf Wesenberg, jeschmeidige 20 km, ne Stunde also, alles cool. Aber da ging es schon so komisch los, kurz hinter Fürstenberg/Havel.

48

Ick mir noch nüscht so bei gedacht(schwer zu beschreiben, komischet Jefühl jewesen), schlag in Wesenberg ein und äh wo is a hin der Radweg, ä Be-
schilderung   Hallo, wo ist ?

Ick schon anjepisst wa, mach doch nich erstma
noch ne Sightseeingtour duch den Ort, ick steh
in Leistung, ick hab jebucht, spinnen die hier o-
der wat.
Na wie ooch imma, hab denn nen Ausjang jefun-
den. Weiter geht's in Richtung Mirow, wat soll
schon sin, is flachet Land hier 40km, locker flo-
ckig uf eene Arschbacke abjerissen und dann
kam der Oberknaller, da find ick doch den Ein-
jang nich, in den verfickten Müritz-Nationalpark.

Hin, her und immer wieder zurück, noch nen
paar vermeintliche Einjeborene jefragt. Ja nee
Meister, wir sin nich von hier, können wa nich
helfen. Jau Leute ick sage euch es sind sage und
schreibe, tatsächlich statt 180 kalkulierten Kilometern, satte 220 km geworden.
Früher in meinem alten Leben hab ick dit immer
belächelt wenn bei uns im Land Brandenburg die
politischen   Entscheider   immer   auf   den

49

Schuppen gehauen haben, Brandenburg, das Touristenland. Hier machen sie Urlaub. So oder so ähnlich. Aber im Heute angekommen muss ick gestehen. Ja Brandenburg is schön und ja Mc Pomm auch ohne Frage aber die Radwege sind absolute Kacke und ick darf dit sage, entweder gar nicht ausgeschildert oder nich da bzw. gar nich erst auffindbar.   Ey echt, da war ick so richtig sackig.

13 Stunden incl.1 ½ Pause find ick doch nen bissel fette.

Da hatte ick denn aber o gewisse Ausfallerscheinungen.

Der Ringfinger und der kleine Finger der rechten Hand waren taub und der linke Fuß hatte dauerhaft gekrampft, das war dann so der Moment wo ick mir Klickpadale wünschte.(früher hätte ick dit Bike vor Wut zerhackt, ach Dummfuck, da wäre ick nie im Traum ufm Fahrrad jestiegen) Ick fahre Flatpedals wegen offroad und so, aber da wären Klicks gut gewesen. Schuh ausziehen, im Pedal hängen lassen und mit dem nackten Fuß uf dem Schuh

ausgeruht und mit der rechten Seite weiter getreten.

Anhalten und Pause machen wollte ick mit dem
Huf o nich, hatte Angst danach dann gar nich
mehr in die Gänge zu kommen.

Jetzt werden wahrscheinlich einige denken: ne
absolute Vollpanne der Macker ! (mein Nachläufer
hätte mir nen Einlauf gemacht. Puh die war zum Glück nicht
dabei)

JA stimmt, hab ick.

Aber ick bin wie ick bin und so bleibe ick hof-
fentlich noch lange, sehr lange. Wenn dit näm-
lich nicht mehr is, hab ick ufjejeben.

So nu aber weiter, mein Weibchen hat schon anjerufen wo ick bleibe ob wat passiert sei wollte
se o wissen. Ick ihr schon leicht agro dit ma
janze Leid kurz jeschildert.

Da komm ick an nen Schild vorbei, da stand wat
von 12 km bis Waren druf, na ick erstma nen
Freudenschrei abgelassen.

Könnt euch jetzt sicherlich vorstellen wie mir die Touris da alle anjekieckt ham wa !? Mir Wurscht 12 km pahh lächerlich. So lächerlich war dit denn aber natürlich doch wieder nich, kam wieder nen Schild, standen denn 6 km oben. Nanü wat haut hier nich hin ? Dit waren eben schon 6 km, die drei Kurven ???? Hm weiter treten, dit nächste Schild, oh Wunder, stehen doch wirklich wieder 6 km druf. What ??? Na jetzt wird der Hund in der Pfanne verrückt, bin ick hier etwa doch wieder bei vasteckte Kamera, könnt ja sein oder ? Janz ehrlich, ick war zu kaputt um nochma richtig auszurasten, hab nur noch an meene Madame, ne Dusche und janz wichtig an ein *deliziöses, isotonisches und wohltemperiertes Sportgetränk* gedacht und habe weiter getreten bis da, yes Baby, nen jelbet (ooch eener von meinen Kumpels, der T. meckert immer rum mit mir, er is nen jeborner McPomm. Hacki man das heißt GELB. Sprich mir nach. Ick denn immer sehr bemüht ☺ J E L B !) Schild WAREN - MÜRITZ und ab dort war et nur noch nen Fliegenschiss bis int Hotel.

Wellness, naja nich ganz aber ne schöne, lange, heiße Dusche kann o schon nen Highligth darstellen. Aber irgendwat haut hier janz und jar nich hin. Hier unten so zwischen die Beene, so am Arschansatz. 8 Pfund Scheiße, uijuijuijuijui. Wunde Stellen, Scheuerstellen, aua aua au ! Jupp da hat sich denn die Buxe mit innenliegenden, dicken, wulstigen Nähten schön inmassiert in meinen linken **Oberschenkel-Arschansatz.**

Ja da musste schön vorsichtig getrocknet und gelüftet werden. Aua aua Ha !

Na gut den Rest des laufenden Tages und den darauf folgenden Ruhe, um den Morgen danach dann den nächsten Ritt zu tätigen.

Ach ja, Waren war mal wieder sehr schön, o mit dem Rad. Schön jefuttert und naja Urlaub halt und irgendwann hab ick o wieder meine beeden Finger der rechten Hand gespürt. Donnerstag nach dem Frühstück jing et denn weiter, yes yes auf nach Rostock yihhhh ha !

Alter Verwalter, wat da dann kam uf mir zu, oh oh. Mir war so als hätte ick uf der Karte wat von knappen 40 km bis Teterow gesehen, größtenteils flach, joar entspannte zwee Stunden. Die ersten 27 waren sehr geschmeidig, sogar für meinen Popo. Allet easy peasy. Unterwegs noch nen Date mit meinem Weibchen gehabt, uf nen Foto und so, ham uns denn zum Fresschen in Teterow verabredet, a Pillepalle 13 km noch, kannst schon ma bestellen dit Futter. (man ick immer mit meiner großen Fresse)

Dit sollten tatsächlich die härtesten DREIT ZEHN Kilometer meines Lebens werden, ja na wenigstens bis zu diesem Tag.

Au is mir dit Wasser jeloofen, de Kimme runter, pfui Deibel. Fand mein Oberschenkel-Arschansatz übrigens gar nich toll. Also entweder is mir dit noch nie ufjefallen oder ick hab dit immer ausjeblendet. Früher in meinem alten Leben ufm LKW zBs. kam mir dit jar nich so hüg…, nee so bergig vor. Da hat man denn nen halben Jang runter geschalten und druff jedrückt uft Pedal und der Dampfer is da hoch gemacht.

54

Und nu mit nen Biobike quasi so´n Ding mit ohne Elektro kommste da fast nich hoch, aber runter jing et zum Glück o ma. Hoch mußte man trotzdem immer wieder. Runter dann mit knappe 50 Bouletten. *Attacke Geronimo !!!! wuschhh.* Ick fand dit doch irgendwie cool, kam mir vor wie inne Seifenkiste mit dit Gravelbike, null Federung bis uf den Jummi der Reifen, macht aber bei so ner Drohne wie mir nich wirklich wat aus ☺   Wie ooch imma, ick bin endlich angekommen in Teterow und mir is wat klar jeworn, die janzen Bengels da von dit Youtube sind nich unbedingt fitter als icke, nee die sind nur schlauer.

Ick hab mir immer jewundert warum zum Geier fahren die alle von Norden nach Süden, klarer Fall, die ham sich vor mir schon ma anjeschißen. Aber die sind nich so beklopft wie icke und schreiben dit in nen Buch.

Nun endlich injeschlagen am vereinbarten Ort, dit Weibchen kieckt mir an, macht schon den Kofferraum uf von unsern Minivandingensautowagen und fragt:

na mein Dicker, platt ?

Hängende Ohren, trauriger schmerzverzerrter Blick, weil brennender **Oberschenkel-Arschansatz**, *verrieten ihr,* jupp Titte.

Am Ende meiner Kräfte, dit will man nich schreiben, sagen oder zugeben. Eigentlich, aber dit hat Charakter. Ich habe aufgegeben, zumindestens für diese Tour. Verladen den Renner und ick ab uf den Beifahrersitz, natürlich erst nachdem ick mir trocken jelegt hatte und dann jing se weiter die wilde Fahrt, im Auto, zwar erst nicht glücklich aber im weiteren Verlauf dann doch einigermaßen erleichtert. Ey dit wären noch satte 60 Kilometer jewesen bis na Rostock.

Man da kam ne Baustelle mit Vollsperrung, sogar für Radfahrende. Dazu ne Umleitungsstrecke die sich richtig gewaschen hat, spätestens bei dem Ding hät ick wohl dit Bike inne Ecke jefeuert.

Wie ooch immer, wir hatte noch einen wundervollen Urlaub, allerdings musste ich versprechen die gesamte Rückreise freiwillig mit dem Auto zu machen, ick sollte schließlich fahren.

(So und nun werden sich einige von euch fragen, warum hat er nu ufjehört ? Im ersten Buch habe ich geschrieben Schmerz is nur Schwäche die den Körper verlässt. Soweit is dit o richtig, aber ick bin nen domestizierter Ehemann der immer Recht hat und somit gebe ich lieber auf und tue so als ob dit Weibchen ihren Willen bekommen hat, dadurch hatte ich den restlichen Urlaub auch noch komplett Bild und Ton, statt miese Laune bis nach Hause. Ihr seht, ick kann ooch Fuchs und so) ☺

Damit ick jar nich uf komische Gedanken komme, angeblich, pah als ob ick sowat machen würde. Außerdem war mein Oberschenkel-Arschansatz zwar trocken aber noch

etwas g e r e i z t.

Dafür looft die nächste Planung schon, quasi von wo nach wo uft Rade, dit sieht nu gerade eher nach um den Block rum aus.

(Stand Di. 19 Januar 2021, 19:03Uhr)

Aber im ernst wat mach ick mir eigentlich vor ?

1. bin ick Ü30 und dit schon seit 16 Jahren

2. ick bin nach Angabe der Ärzte unheilbar krank

3. hab ick nen Ding am Kopp

4. mach ick ne Umschulung bei der ick mir mindestens drei Mal am Tach frage, wat mach ick hier eigentlich, is dit jetzt   DIT DING EVER ? Dit sind so die Sachen die mir so durch den Kopp jehn. Ob dit nu wirklich an *Matsch & Schnee oder SM (sadomaso)* liegt, wie ick die MS sooo liebevoll nenne weiß ick nich, anzunehmen is et. Bin schon froh damit ick nich meinen Namen tanze und Gras rooche um meinen Horizont zu erweitern.

Ja jut meditieren tu ick aber mit ohne Gras, dit bekomm ick noch so hin, will mir schließlich nich umbringen (aber mit Fahrrad tausende von Kilometern abreißen, dit is dann doch paradox).

Janz ehrlich ma, da macht man sich nen Harten, frißt irgendwelche Tabletten die früher nen Krebsmedikament waren, um am Leben zu bleiben bzw. um seine Lebensqualität zu halten und da red ick keen Schwachsinn. *Jetz uf een ma ?* Was bitte stimmt da nicht ? Vorher verfettet man, roocht schneller als dit Zeuch wächst und säuft als wenn it keen Morgen jibt.

Aus der Nummer kommt doch eh keener lebend raus.

Dafür macht man dit, mh...!?

Nee natürlich nicht nur. Ick denke mittlerweile sogar dass wir Menschen es brauchen gefordert zu werden, den Arsch hoch zu bekommen, ja natürlich ! Wir wollen bewegt werden.

So olle Sprüche hier von wegen, wer rastet der rostet, ja stimmt. Das Problem is allerdings, et muss immer erst kurz vorm Abkacken sein, oder sojar schon nen Stück später bis der Mensch in Wallung kommt und ooch lernt, dass die Ollen von früher schon viel Wahrheit jesprochen ham.

Wenn eene Tür zujeht, jeht woanders eene uf. So is et. Janz jenau !

Jetze ham wa Mitte Januar 2021 und ick versuche zu ergründen wo zum Geier die andere eene Tür nu uf jeht. Homeschooling, kann ick euch schon ma sagen is totale Kacke, na zwar nich janz in allen Fächern aber in so einigen, also die *speziellen Türen* da bleiben wohl zu. Und wenn ick die **extra vernageln** muss. ☹ Tjo und dann wäre da noch die Sache mit den enger werdenden Klamotten. Die Radsachen, die Lieblingsjeans und die SFH (Schnellfickerhose=Jogginghose) Hose passen immer. Sind schließlich aus Spandex / Elasthan, dit wächst immer mit. Aber meine Kutte von der Feuerwehr ist zu eng geworden. Entweder ham die Bengels dit Ding heimlich ausjetauscht und lachen sich nen Ast, weil ick nur noch mit nen Grübeln durch die Wache loofe oder der Kalo Rien ham dit Ding enger jenäht, komisch is aber, zu Hause passen meine Kutten allesamt. Allerdings hat dit Biest für dort keen Schlüssel und kommt somit o nich inne Bude.

Wo diese Reise nu hinjeht kann o keena sagen. Da wern wa uns wohl überraschen lassen müssen, wa !?

Kopp in Sand stecken bringt schon ma jar nüscht, dann kieckt der Arsch imma noch raus.

Um nochma uf dit Fahrrad zurück zukommen, ick hatte jetzt ne kleene kreative Denkpause.

Nu ham wa Ende Februar 2021, bin heute bei stattlichen +17 °C gefahren, der Knaller im preußischem Winter. Wahnsinn vor ne Wochen hatten wa noch 15 Nasse.

Wie ooch immer, mir is ma wieder bewußt jeworn, et is mir unglaublich schön bei jedem Wetter einfach nur zu fahren. Nein nich in son Stil mit dit Messer zwischen de Zähne, uf der Jagd um der neue Lance zu werden. Nee, einfach nur genießen, de Ruhe haben, Heinz Bieber zu beobachten, die Enten, Schwäne und die ganz dolle harten Eisbader uf sich wirken zu lassen. (Eisbader: grrrr da hat so jeder dit Seine wa !? Aber immernoch besser als Nacktjogger, wenn dit olle Jebamsel da so am rumpendeln is, een Schauspiel wat ick ma im

Grunewald zu Berlin erleben durfte. Bin fast vom Kran jefallen damals.)

Aber ick hab ja noch Luft nach oben. Uf der eenen Seite jibt dit da noch dit eene oder andere Buchprojekt. Ick hab Blut jeleckt. Ick weeß sowat schreibt man nich ant Ende, sondern an Anfang von nen Buch, so Danksagung an euch, geneigte Leserschaft. Aber ick bin nu ma anders als andere Kinder´s.

Ick hab entweder doch zu oft an den Weidezaun jepinkelt oder et war doch der schlechte Bauschutt, den ick jeroocht hab in jungen Jahren.(Weidezaungerät zu DDR-Zeiten, da war da ne 12 Volt LKW Batterie und nen Taktgeber, ick sach euch man hat den Schlag kommen hören, dit war so richtig tock tock bumm, AUA)

Wie ooch imma, ick kann euch schon ma sagen, et wird zu diesem Projekt noch ein **Hörbuch** geben. Na klar un natürlich von mir gelesen, nee gesprochen. Dit kriegt sonst keener uf de Rille. Ick hab et schon ma probiert. Ja da jeht noch wat an Zeit int Land. Is gar nich ma so einfach son Hörbuch. Problem dabei is natürlich die MS.

Da lese ick doch Sachen die da gar nich stehen. Is o Wurscht, ick mach dit einfach und jut is. Ihr seid eh die Geilsten, gerade weil ihr dit lest, *freiwillig* noch dazu und fragt sogar nach Fortsetzungen. Bin wirklich peinlich berührt, so mit Wasser in de Oogen.

Aber zurück zum Thema Radreise 2021, im Moment sieht es eher nach „Brandenburg Tour" statt der „Trans Germany" aus. Macht zwar beedet rund 1200 km Strecke, je nach dem wo man den Einstieg macht in die Tour und ja na klar die Höhenmeter in Brandenburg sind natürlich lächerlich aber wat will man machen.

Dafür ham wir hier den Wolf.

Mein kleener Kumpel, der N*** hat mich gefragt wie ick denn immer uf so komische Ideen komme. Mit dit Rad een ma um Block rum ?

Na Erstens ham wa Corona und ihr wißt wat dit heißt, da lassen se dir nich ma mehr im eigen Land reisen, also bleiben wa in Brandenburg (in Brandenburg is wieder einer in die Allee gegurkt, Brandenburg. Ick wees is nich gerade patriotisch und so aber is nen

Ohrwurm, außerdem, hey ich bin unheilbar krank ick darf dit) Na klar hab ick mir ooch andere Sachen angeschaut und davon gibt zahlreiche in Deutschland, man ick wees jar nich wesrum alle immer nach Weitweitweg wollen um da denn inne Sonne an nen versiften Pool mit nen all-in Band abzukeimen. Deutschland ist doch auch schön. Da sind wa denn wieder bei: Da hat so jeder dit Seine.

Die GST, nee nich Gesellschaft für Sport und Technik sondern „Grenzsteintrophy" zum Beispiel ist eine Selbstversorgerfahrt entlang der ehemaligen innerdeutschen Grenze. Der Start der GST ist in jedem Jahr am 17. Juni (na klingelt da was ? Jenau 17. Juni 1953 Volksaufstand in der DDR) im damaligen „Dreiländereck" Grenzgebiet (DDR-CSSR-BRD). Das Fahrerfeld ist limitiert auf die Jahre seit dem Mauerfall. Beispiel: 2021–1989 = 32 Fahrer. Ziel ist Travemünde. Dazu müssen nur 1250 km abgerissen werden, allerdings mit 18.000 Hm (Höhenmeter) ‚die Route verläuft über ca. 40% Kolonnenweg der NVA (Lochplatten), meiner Meinung nach rüttelt es da jedem den Priem aus den Backen, Loch an Loch und dit in ner Größe wo jeder Mountainbikereifen drin verschwindet. 30% Asphalt und 30% Wald und Forstwege aber schön brav, alles zusammen ohne „topogrphische Rücksicht", quasi mit Steigungen und Gefällen bis zu satten 30 Prozent.(klar dit runter is bestimmt joil aber ruff musste o wieder) Jeder der mich kennt weiß, ich hau gerne mal uf den Schuppen und hab ne große Fresse, äh ja dit is mir „noch" zu fette, uf dit Level bin ick noch lange, lange nich. Also fangen wa, falsch machen wa weiter mit wat etwas Größeren und Längeren. Der „Brandenburg Tour", dit sind ooch 10 Tage a 120 km am Tag. Macht o mit Bier-Päuschen jute 6 Stunden jeden Tag uft Rad. Wie gesagt, Genuß statt Hektik. Dazu wird es wohl auch eine kleine Geschichte geben und hin und her jerissen bin ick ooch wieda. Tausche ick mein „Reisebus" gegen nen Liegerad Trike ein ? Is zwar sauteuer son Brenner aber sieht urbequem aus und ick hab quasi zwee Fliegen mit eener Klatsche, Couch und Sonnenbank in Eent.

Ach reicht jar nich, sind schon dreie, jibt denn keene Probleme mehr mit Oberschenkel-Arschansatz. Aber wie schon erwähnt, für solch Brenner ooch wenn it *nur* nen Biotreter is, muss ick trotzdem erstma mit dit Weibchen los ne Bank ufmachen, Werkzeug zu sowat ham wa immer im Kofferaum.

Wie ihr seht, ick muss ja schreiben. Instagram usw. liegt mir nich so gut, zumal ick nen Handycab habe. Da wären zu viel Bauch und zu wenig Titten. Haare und Fingernägel sind o zu kurz und das Singen liegt mir o nich. Dit will keena hörn. Und wenn ick tanze rufen die Leute gleich die Rettung oder gleich den Exorzisten.

Wie ooch immer, da kommt noch so einiges hinterher.

Also nerven kann ick !

So zum Schluss dieses „Werkes" gucke ick mal zurück und muss leider feststellen:

auf der einen Seite is so viel passiert auf was man richtig stolz sein kann und andererseits aber auch froh darüber sein kann dass es so gekommen is wie it is.

Low Carb is immer geil, Fokkulale aber ooch. Ick bin jewachsen in mehr als 20 Jahren, dit krigste nich in dreien wieder weg. Ick hab so manchma Überlegungen, wenn ick da so durch die Gegend roller. Dit wäre schon geil wenn der *Speckgürtel* so schön einfach wie ne Hüfttasche abzunehmen wäre, im Sommer.

Und im Winter wenn it wieder kalt wird tust dit Ding wieder um. Weil wärmt doch, funst beim Bären och.(ja ok der frisst halt mehr und schläft dafür länger)

Dit sind schräge Jedanken wa ?

Manches Mal bekomm ick echt Angst vor mir. Ick schieb dit einfach wie immer uf die Multiples Sklerose und mach mir die Welt so wie sie mir gefällt. (ok der Spruch is nich von mir, aber der passt so jut) So, nu is aber jenuch. Zum jetzigen Zeitpunkt wees ick nich mit wat ick euch noch uf de Nuss gehen kann, ausser natürlich Corona. Aber dit kann keena wollen, ick och nich !

Als nächstet koof ick mir nen Diktator. Da kann ick allet rufquatschen wat mir so uf der Seele liecht oder untern Fingernägeln brennt, dann verjess ick dit wenigsten nich gleich wieder. Soll wohl an MS liegen, dit verjessen.

Zusammenfassung:

E-Book: looft

Nachfolger: eben jelesen, looft

Hörbuch: bin dabei

LowCarb Camper-Kochbuch:

Ja dit brauch noch bissel mehr Zeit ☺

Ü B E R S E T Z U N G

Been	Bein
dit	das
een	eins
ick	ich
icke	ich
ik	ich
is	ist
it	es
jeht	geht
jut	gut
jelb	gelb
Jeld	Geld
koofen	kaufen

loofen	laufen
ma	mal, Mal
Muppe	Maul
Nachläufer	Tochter
nüscht	nix, nichts
o	auch
ooch	auch
Oogen	Augen
Oooge	Auge
uf	auf
uft	auf dem
uf de	auf die
wat	was, wer
wesrum	warum
Weibchen	Frau
zwee	zwei

Wenn ihr dit nich versteht könnt ihr ruhig nochmal le-sen, nutzt sich nich ab, is schließlich keen Stück Seife.

ENDE

(da kommt noch wat nach)